中医速记手册丛书

脉诊速记手册

黄　泳　陈俊琦　主编

SPM 南方出版传媒

广东科技出版社｜全国优秀出版社

·广　州·

图书在版编目（CIP）数据

脉诊速记手册/黄泳，陈俊琦主编. —广州：广东科技出版社，2016.4（2024.10 重印）

（中医速记手册丛书）

ISBN 978-7-5359-6489-2

Ⅰ. ①脉… Ⅱ. ①黄…②陈… Ⅲ. ①脉诊—手册 Ⅳ. ①R241.2-62

中国版本图书馆CIP数据核字（2016）第038590号

出 版 人：朱文清

责任编辑：黄 铸 严 旻

封面设计：林少娟

责任校对：冯思婧

责任印制：彭海波

出版发行：广东科技出版社

　　　　　（广州市环市东路水荫路11号　邮政编码：510075）

销售热线：020-37607413

https://www.gdstp.com.cn

E-mail：gdkjbw@nfcb.com.cn（编务室）

经　　销：广东新华发行集团股份有限公司

印　　刷：佛山市浩文彩色印刷有限公司

　　　　　（南海区狮山科技工业园A区　邮政编码：528225）

规　　格：889mm×1 194mm　1/64　印张1.375　字数50千

版　　次：2016年4月第1版

　　　　　2024年10月第13次印刷

定　　价：5.00元

《脉诊速记手册》
编写人员

主　编：黄　泳　　陈俊琦
编　者：陈俊琦　　黄　泳
　　　　曲姗姗　　钟　正

前　　言

　　本书主要参考人民卫生出版社出版的《濒湖脉学》和上海科技出版社出版的《中医诊断学》进行编写。

　　全书分为6章，内容包括：脉诊的原理和临床意义，诊脉部位，诊脉方法，正常脉象，病脉分类及二十八脉一览表。从把脉的基本技能开始，到形象化地描述各类脉象特征，适合对中医脉诊感兴趣的各类读者。

　　本书图文并茂，每种脉都配有对应的图片示例：在诊脉部位画有实线以示脉体的浮、中、沉深度，标上脉波以表示脉体的形态、力度；同时在图的上方附上描述脉象体状特点的图标，如浮脉图上有浮木，就是意喻浮脉举之有余，按之不足的体状特点；图的右侧附上对该脉总体描述的内容。

　　由于编者知识有限，难免出现纰漏，欢迎指正。

编者

2016年1月

目　　录

第1章　脉诊的原理和临床意义

脉诊是医生用手指指目对患者身体某些特定部位的动脉进行触按，体验脉搏搏动时的脉位、至数、脉长等情况，以了解身体健康状况，辨别病证，协助诊断的一种诊察方法。

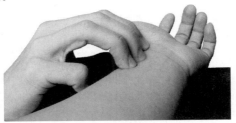

图1-1　脉诊

第1节　脉诊的原理

脉位、至数、脉长等脉搏搏动时的情况——脉象的产生，与心脏的搏动、宗气和心气的盛衰、脉管的通利、气血的盈亏和各脏腑的协调作用直接有关。

1. 心主血脉，宗气贯心脉、行气血，脉为血之府

在宗气和心气的推动下，心脏一缩一张有节律地搏动，把血液排入脉管后，血液受脉管约束、控制，沿着脉

管运行，流布全身，同时使脉管随之产生有节律地搏动，形成"脉搏"。

2. 肺主气、司呼吸，肺朝百脉、主治节

通过肺的呼吸，吸入自然界的清气，促进气的生成，并与通过脉管聚于肺的全身血液进行气体交换，排除体内浊气，然后借助肺气的敷布和全身气机的调节，辅助心脏，推动和调节新的血液运行，再输布全身。

3. 肝主疏泄，主藏血

机体的脏腑、经络、器官等的活动，全赖于气的升降出入运动。气为血之帅，肝脏对气的升降出入的平衡协调，使气机疏通、畅达，推动血液在脉管运行。另肝脏贮藏血液，调节血量，防止出血，以供机体所需。

4. 脾主运化，为气血生化之源，主升清，主统血

食物经脾和胃的消化吸收，生成水谷精微，并将精微物质向上转输，经肺与自然界的清气结合，化生为血，从而通过"肺朝百脉"，布散至全身。另外脾脏可以统摄血液在脉管之中流行，防止逸出脉外。

5. 肾藏精，主骨生髓

精化气，是人体阳气的根本，是各脏腑组织功能活动的原动力，维持人体的正常生理活动，包括上述脏腑对血液的调节作用。另外，髓可化血，是生成血液的物质基础之一。

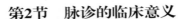

第2节　脉诊的临床意义

人体的血脉贯通全身，内连脏腑，外达肌表，运行气血，周流不休，所以，脉象能传递机体各部分的生理病理信息，为诊断疾病提供重要依据。

1.　辨别病位

疾病的表现尽管极其复杂，但从病位上来说，不外乎分表、里。表、里是一个相对的概念，在脉象上常以浮、沉反映出来。脉浮，病位多在表，即身体的皮毛、肌腠、经络这些部位受邪；脉沉，病位多在里，即脏腑、气血、骨髓这些部位发病。

2.　阐述病性

病证复杂多变，但从病性来说，不是寒便是热。寒热是一个相对的概念，在脉象上常以迟、数进行反映。脉见迟、紧、弦，病性多为感受寒邪或机体自身阳虚阴盛所致的寒病，以恶寒喜暖等为临床表现；脉见数、滑、洪，病性多为感受热邪或机体自身阴虚阳亢所致的热病，以恶热喜冷、口渴喜冷饮等为临床表现。

3.　推测邪正盛衰

邪正斗争的消长，产生虚实的病理变化。虚实是一个相对的概念，在脉象上常以有力、无力进行反映。脉见虚弱无力，如细、弱、濡、缓、微、散等，多为各种虚证，以面色淡白或萎黄、形寒肢冷、自汗或盗汗、消瘦等为临床表现；脉见应指力强，如洪、弦、滑、长、紧等，多为各种实证，以高热、烦躁、神昏谵语、痰涎壅盛、大便秘结、小便不利、淋沥涩痛等为临床表现。

4. 推断预后

在疾病发生发展过程中，脉象会随之出现相应的变化。通过诊脉判断病情的轻重，能及时接收到病变的信息，以便采取有力的措施。如久病而脉象逐渐和缓有力，是胃气渐复，疾病向愈之佳兆。又如热病脉象多滑数，若汗出热退，脉象转缓和为病退。

第2章 诊脉部位

第1节 脉诊部位的源流

诊脉的部位历来就有多种。《素问·三部九候论》有遍诊法，即三部九候诊法；《灵枢·终始》有人迎寸口相参合的诊法；《素问·五脏别论》有独取寸口诊法；《伤寒杂病论》有三部诊法。其中，寸口诊法，经《难经》阐发，《脉经》完善理论和确立方法，自晋以来，得到推广应用，直至当今，仍是中医临床重要诊法之一。

第2节 寸口诊法

寸口，在腕后桡动脉搏动处。寸口脉象为什么能反映五脏六腑的病变呢？原因有2点：①寸口位于手太阴肺经的原穴部位。手太阴肺经起于中焦，可察胃气的强弱；②脏腑气血皆通过百脉朝会于肺。是故，脏腑气血之盛衰都可反映于寸口脉象。

诊脉部位：寸口脉分寸、关、尺三部。通常以腕后高骨（桡骨茎突，如图2-1）为标记，手心朝上时桡骨茎突内侧桡动脉搏动处为关，关前（近腕关节侧）为寸，关后（近肘关节侧）为尺（图2-2）。两手各有寸、关、尺三部，共六部脉。

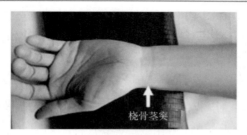

图2-1　桡骨茎突

桡骨茎突是指在前臂外侧（拇指侧）长骨下端（近拇指端），呈前凹后凸，外侧向下突出者。易在外侧皮下触及，在屈腕时更明显

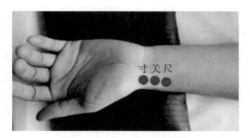

图2-2　寸、关、尺定位

寸、关、尺分候脏腑：左寸脉的变化反映心系疾病的情况；左关脉的变化反映肝胆疾病的情况；左尺脉的变化反映肾系疾病的情况（图2-3）。右寸脉的变化反映肺系

疾病的情况；右关脉的变化反映脾胃疾病的情况；右尺脉的变化反映命门的情况（图2-4）。总而言之，寸脉统括胸以上疾病的情况；关脉统括膈以下至脐以上部位疾病的情况；尺脉包括脐以下至足部疾病的情况。

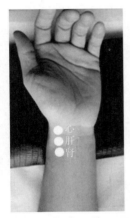

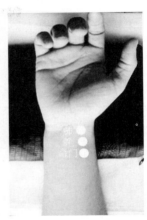

图2-3 左寸、关、尺分候脏腑图

图2-4 右寸、关、尺分候脏腑图

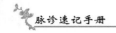

第3章 诊脉方法

第1节 脉象要素

脉象的种类很多，可将构成各种脉象的主要因素大致归纳为脉位、脉率、脉长、脉力、脉宽、流利度、紧张度、均匀度八个方面（见表4-1）。

表4-1 病脉分类

脉位要素	脉　象
脉位	浮脉，相类脉为散脉和芤（kōu）脉
	沉脉，相类脉为伏脉和牢脉
脉率（至数）	迟脉，相类脉为缓脉
	数脉，相类脉为疾脉
脉宽度	洪脉，相类脉为大脉
	细脉
脉长度	长脉
	短脉
脉力度	虚脉，相类脉为弱脉和微脉
	实脉

续表

脉位	脉象
脉流利度	滑脉，相类脉为动脉
	涩脉
脉紧张度	弦脉，相类脉为紧脉和革脉
	濡脉
脉均匀度	结脉、代脉、促脉

脉位：指脉象搏动显现部位的浅深。脉位表浅为浮脉；脉位深沉为沉脉。

脉率：指脉象搏动的频率。一般以常人一个呼吸周期为脉搏的计量单位。一呼一吸为"一息"。一息脉来四～五至为平脉，一息六至为数脉，一息三至为迟脉。

脉长：指脉象搏动应指的轴向范围长短。脉搏范围超越寸、关、尺三部称为长脉，应指不及三部，但见关部或寸部者均称为短脉。

脉力：指脉象搏动的强弱。脉搏应指有力为实脉，应指无力为虚脉。

脉宽：指脉象搏动应指的径向范围大小。手指感觉到脉道的粗细（不等于血管的粗细），宽大者为大脉，狭小者为细脉。

流利度：指脉象搏动来势的流利通畅程度。脉来流利圆滑者为滑脉；来势艰难，不流利者为涩脉。

紧张度：指脉道的紧急或弛缓程度。脉道绷紧者为弦脉；弛缓者为缓脉。

均匀度：均匀度包括两个方面，一是脉象搏动节律是否均匀；二是脉象搏动力度、大小是否一致。一致为均匀；不一致为参差不齐。

记住脉象几个要素的要领为：脉搏八要，位至长宽，力度流利，紧张均匀。

第2节　诊 脉 方 法

诊法注重指法。医生在诊脉过程中，正确运用指法可以获取比较丰富的脉象信息。

指法要领：三指平齐、中指定关、以指目（如图3-1）按脉脊，以及举、按、寻、循、推、总、按、单诊等指法。

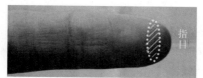

图3-1　指目

指目是指尖和指腹交界棱起之处，与指甲二角连线之间的部位，形如人目，是手指触觉较灵敏的部位

　　三指并齐下指时，先以中指按在掌后高骨内侧动脉处（即中指定关），然后用食指定寸，用无名指定尺（如图3-2，图3-3）。于是脉诊者的手指指端可平齐，手指略呈弓形倾斜，与受诊者体表约呈45°左右为宜，使指目紧贴于脉搏搏动处，即三指平齐（如图3-4）。

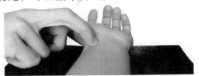

图3-2　中指定关

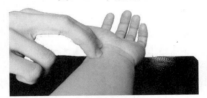

图3-3　食指定寸

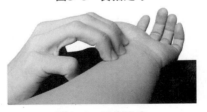

图3-4　三指平齐

常用指法如下:

（1）举法：是指医者用较轻的指力按在寸口脉搏跳动部位，以体察脉象。亦称"轻取"，或"浮取"（如图3-5）。

（2）按法：是指医者用较重的指力，甚至按到筋骨，体察脉象的方法。又称"重取"，或"沉取"（如图3-6）。

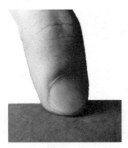
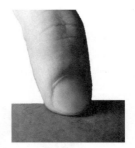

图3-5　举法　　　　　　　图3-6　按法

医者用力适中，按至肌肉，以体察脉象的方法，称为"中取"。

（3）寻法：是指医者用手指从轻到重，从重到轻，左右推寻或在寸关尺三部指指交替，细细找寻脉动最明显的部位，或调节最适当指力的方法（如图3-7，图3-8）。

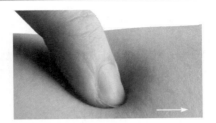

图3-7 寻法（1）

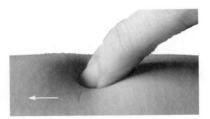

图3-8 寻法（2）

（4）循法：是指医者用指目沿脉道的轴向上下指指相移的诊脉法，以体会脉动应指范围的长短和脉搏来势的虚实。

（5）推法：是指医者用指目对准脉脊后，顺应脉搏的动势，左右内外微微推动，以进一步体会脉率快慢，了解脉搏的力量和趋势。

（6）总按：是指医者用三指同时用力诊脉的方法，从总体上辨别寸关尺三部和左右两手脉象的形态、脉位的浮沉等。

（7）单诊：是指医者用一个手指诊察一部脉象的方法。主要用于分别了解寸、关、尺各部脉象的形态特征。

第3节 注意事项

1. 时间

《素问·脉要精微论》："诊法常以平旦，阴气未动，阳气未散，饮食未进，经脉未盛，络脉调匀，气血未乱，故乃可诊有过之脉"。可见，诊脉的时间，以清晨未起床、未进食时为最佳。此时，患者不受饮食、运动、情绪等各种因素影响，体内、体外环境都比较安定，容易发现病理性脉象。当然，遇到病时，不必如此拘泥，随时皆可诊脉，但要有一个安静的内外环境，需保持诊室安静，同时让病人休息片刻。

每次诊脉，必须满五十动，即每侧脉搏跳动不应少于五十次，以了解脉动五十次过程中有没有出现促脉、结脉或代脉，另外，避免诊脉时医者三举两按草率了事。必要时可以延长至第二、第三个五十动。所以每次候脉时间以3～5分钟为宜。

2. 体位

诊脉时，病人取正坐位或仰卧位，前臂自然向前平展，与心脏置于同一水平，手腕伸直，手掌向上，手指微

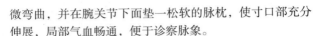

微弯曲，并在腕关节下面垫一松软的脉枕，使寸口部充分伸展，局部气血畅通，便于诊察脉象。

3. 平息

医者在诊脉时保持呼吸调匀，以自身一次正常呼吸为时间单位，来检测病人脉搏搏动次数等脉象变化；同时保持清心宁神，思想集中和专一，仔细鉴别脉象，切忌参入问诊，引起患者内环境波动。

第4章 正常脉象

一、第一印象

不浮不沉，一息四至，闰以五至，不大不小，从容和缓，柔和有力，节律一致，三部有脉，沉取不绝，并随生理和气候环境不同而出现相应的正常变化（如图4-1）。

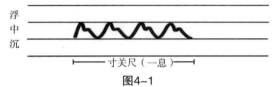

图4-1

二、全面接触

1. 正常脉象是指正常人在正常生理条件下出现的脉象，亦称为平脉。

2. 平脉脉象特点

胃：又称胃气。表现为脉位不浮不沉，脉率不快不慢，脉形不大不小，脉力不强不弱，脉势和缓，从容流利。脉少胃气，则为病变，脉无胃气，则属真脏脉，或为难治或不治之征象。脉有无胃气，对判断疾病凶吉预后有重要的意义。

神：脉象贵在有神。表现为应指柔和有力，节律整齐。是故，弦实之脉，仍带有柔和之象；微弱之脉，不至于完全无力者，多谓脉有神气。

根：脉象有根关系到肾。肾乃先天之本，是人体脏腑组织功能活动的原动力。病中尺脉沉取尚可见，是肾气犹存，先天之本未绝的反映，仍有生机。脉象有根主要表现在尺脉有力，沉取不绝两个方面。

3．平脉的生理变化

脉象和人体内外环境的关系非常密切，不但受年龄、性别、形体、生活起居和精神情志的影响，而且随着机体适应内外环境的自身调节，还可以出现各种生理性变化。

（1）年龄：脉象随年龄不同有一定的差异，如儿童脉象多小数，青年脉象多平滑，老人脉象多弦硬。

（2）性别：妇人脉象较男子濡细而带数，妊娠脉象多滑数。

（3）形体：形体肥胖或消瘦、高大或矮小对脉象都有影响。肥胖者脉象多沉细，消瘦者脉较浮大。身材高大者脉象较长，矮小者脉象较短。

（4）机体活动：运动、饱餐、酒后脉多滑数有力；饥饿时脉多软弱。

（5）精神情志：情绪变化是机体心理活动的反映，亦可引起脉象的明显变化。

（6）四时气候：人类生活在大自然中，外界环境的各种变化时时影响着机体的生理活动。《素问·平人气象

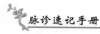

论》则以"春胃微弦""夏胃微钩""秋胃微毛""冬胃微石"来概括四季平脉。

（7）地理环境：地理环境对脉象亦有一定的影响。

（8）脉位变异：尚有寸口不见脉搏，而由尺部斜向手背，称为斜飞脉。若脉象出现于寸口的背侧，称为反关脉。

三、再三回味，深入心扉

脉位不浮不沉；脉率不快不慢，一息四至，闰以五至，相当于每分钟60～80次；脉形不大不小；脉力不强不弱，柔和有力；脉势和缓，从容流利，节律一致，寸关尺三部均可触及，沉取不绝。

第5章 病脉分类

第1节 浮 脉

一、第一印象

浮脉之脉象，轻按皮肤即可明显触及，稍加用力则觉力度稍减。指下如触及微风吹起鸟背上的羽毛一样，又像抚摸榆钱轻微而舒缓地搏动；也像触到水面上漂浮的木块，稍重按力度反减；还像用手捻葱管，指下有柔软平和的感觉（如图5-1）。

二、全面接触

（1）浮脉指脉动显现部位浅表，轻取即得，重取反减，举之有余，按之不足，如水漂木。

（2）与相类似脉的鉴别：芤脉脉象浮，脉体宽大，按之空豁无力。洪脉脉象浮，指下有波涛汹涌般有力感，但是洪脉来时应指有力，去时力度减弱。虚脉脉象迟缓，脉形大，指下有开阔虚弱无力之感。濡脉脉象浮，脉形柔软且细小。散脉散漫无根，似杨花一样飘散不定，漫无根蒂。

（3）临床意义：浮脉为阳脉，多主表证。久病见浮脉，则应警惕，是否为虚阳外越的危重症候。

浮脉与迟脉相兼多见风邪为病；浮脉与数脉相兼多为外感风热；浮脉与紧脉相兼多为外感风寒。

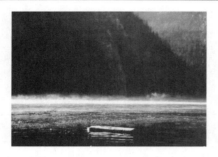

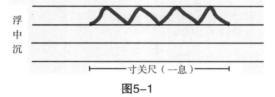

图5-1

　　浮脉见于寸部，主上邪上犯所引起的头痛、眩晕，或主风痰聚积于胸膈的上焦病证。浮脉见于关部多主木旺乘土（即肝郁脾虚）。浮脉见于尺部可见二便不利。

　　（4）正常浮脉：桡动脉部位浅表，或在夏秋时令出现的浮脉。

三、再 三 回 味

　　『体状诗』浮脉惟从肉上行，如循榆荚似毛轻。三秋得令知无恙，久病逢之却可惊。

『**相类诗**』浮如木在水中浮，浮大中空乃是芤。拍拍而浮是洪脉，来时虽盛去悠悠。浮脉轻平似捻葱。虚来迟大豁然空。浮而柔细方为濡，散似杨花无定踪。

『**主病诗**』浮脉为阳表病居，迟风数热紧寒拘。浮而有力多风热，无力而浮是血虚。寸浮头痛眩生风，或有风痰聚在胸。关上土衰兼木旺，尺中溲便不流通。

四、深 入 心 扉

浮脉，如水漂木，举之有余，按之不足，多主表证。

第2节 沉 脉

一、第 一 印 象

沉脉的脉象要重按至筋骨之间才能触及，之下感觉犹如棉絮包裹着砂石，里面坚硬而外表柔软，又如投石入水，须深及水底，才可触及（如图5-2）。

二、全 面 接 触

（1）沉脉指脉动显现部位较深，轻取不应，重按始得，举之不足，按之有余，如水沉石。

（2）与相类似脉的鉴别：沉脉的脉象在筋骨之间柔和、滑利、均匀地搏动。重按至筋骨始得则为伏脉。脉位沉，脉体细软者为弱脉。脉位沉，脉体长大，应指充实、挺直者为牢脉。

（3）临床意义：沉脉是里证的主脉。

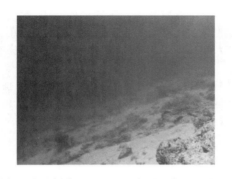

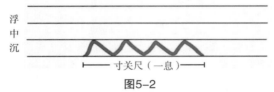

图5-2

沉脉兼见数脉多主热盛。沉脉兼见尺脉多主里寒。沉脉兼见滑脉多主痰饮内蓄。沉而无力为里虚或气陷。沉而有力多主积证和里实寒证。

寸部沉脉可见于痰饮停胸的上焦病证。关部见沉脉，多见于寒凝气滞而导致脘腹疼痛为主的中焦病证。尺部沉脉，可见于淋浊、遗尿、遗精、泻痢、也可以见到肾虚引起的腰膝、下腹疼痛。

（4）正常沉脉：肥胖肌肉丰厚者，或冬季时令，出现的沉脉。此外，有的人两手六部脉象都沉细，但无病候，即六阴脉，亦属于正常生理现象。女子寸脉多沉，男子尺脉多沉，四季均如此，属正常脉象。

三、再 三 回 味

『**体状诗**』水行润下脉来沉，筋骨之间软滑匀。女子寸兮男子尺，四时如此号为平。

『**相类诗**』沉帮筋骨自调匀，伏则推筋着骨寻。沉细如绵真弱脉，弦长实大是牢形。

『**主病诗**』沉潜水蓄阴经病，数热迟寒滑有痰。无力而沉虚与气，沉而有气积并寒。寸沉痰郁水停胸，关主中寒痛不通。尺部浊遗并泻痢，肾虚腰及下元痌。

四、深 入 心 扉

沉脉，如水沉石，举之不足，按之有余，多主里证。

第3节　迟　　脉

一、第 一 印 象

迟脉，一息三到四至，去来极慢，多为阳不胜阴，故脉来不及（如图5-3）。

二、全 面 接 触

（1）迟脉是指脉来缓慢，一息脉动三到四至（每分钟不满60次），如老牛负重。

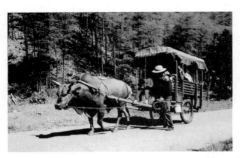

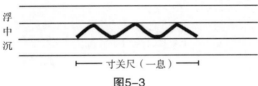

图5-3

（2）与相类似脉的鉴别：脉来比迟脉稍微快者，但比正常人慢者为缓脉。脉位较深，脉体细小，往来艰难不畅、迟缓者为涩脉。脉位浅表，脉体大，脉来迟缓者为虚脉。

（3）临床意义：迟脉为寒证的主脉，有力实寒，无力虚寒；亦可见于邪热结聚的里实证。

寸部见迟脉多主上焦寒性病变；关部见迟脉多主脾胃失调，脘腹冷痛；尺部见迟脉，多主肾阳虚衰，症见腰膝

酸软、两足沉重无力、二便失禁，或见于寒疝作痛等下焦
病变。

（4）正常迟脉：运动员或经过体力锻炼的人，在静息
状态下脉来迟缓。正常人入睡后，脉也可见迟，这都是生
理性迟脉。

三、再 三 回 味

『**体状诗**』迟来一息至惟三，阳不胜阴气血寒。但把
浮沉分表里，消阴须益火之原。

『**相类诗**』脉来三至号为迟，小驶（jué）于迟作缓
持。迟细而难知是涩，浮而迟大以虚推。

『**主病诗**』迟司脏病或多痰，沉痼癥瘕仔细看。有力
而迟为冷痛，迟而无力定虚寒。寸迟必是上焦寒，关主中
寒痛不堪。尺是肾虚腰脚重，溲便不禁疝牵丸。

四、深 入 心 扉

迟脉，如老牛负重，脉来缓慢，一息三至，多主寒
证。

第4节 数 脉

一、第 一 印 象

数脉，一息六至，脉流薄疾，多为阴不胜阳，故脉来
太过焉（如图5-4）。

二、全 面 接 触

（1）数脉是指脉来急促，一息五到六至（每分钟90次

以上），如疾马奔腾。

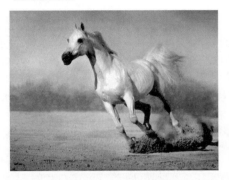

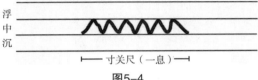

图5-4

（2）与相类似脉的鉴别：数脉与常脉比较一息多一至，如脉来绷急如牵绳转索则为紧脉，数脉见无规律间歇的称为促脉，关部见数脉则为动脉。

（3）临床意义：数脉为热证的主脉，多表现在心火和肾火；亦可见于虚证。有力实热，无力虚热。

吐红咳嗽肺生疡：寸部见数脉，可见咽喉肿痛，口舌生疮，或因肺痈而出现的咳嗽、咯血。左关候肝胆，右关候脾胃，若关部见数脉，则可见肝火、胃火。尺部见数脉，多主下焦阴虚火旺。

（4）正常数脉：正常人在运动或情绪激动时，脉率加速。小儿年龄越小，脉率越快。儿童脉搏一息约六至（每分钟110次左右）；婴儿脉搏一息约七至（每分钟120次左右），均为正常生理脉象。

三、再 三 回 味

『体状诗』数脉息间常六至，阴微阳盛必狂烦。浮沉表里分虚实，唯有儿童作吉看。

『相类诗』数比平人多一至，紧来如数似弹绳。数而时止名为促，数见关中动脉形。

『主病诗』数脉为阳热可知，只将君相火来医。实宜凉泻虚温补，肺病秋深却畏之。寸数咽喉口舌疮，吐红咳嗽肺生疡。当关胃火并肝火，尺属滋阴降火汤。

四、深 入 心 扉

数脉，如疾马奔腾，脉来急促，一息五到六至，多主热证。

第5节 滑 脉

一、第 一 印 象

滑脉，往来前却，流利辗转，替替然如珠之应指，为阴气有余，故脉来流利如水（如图5-5）。

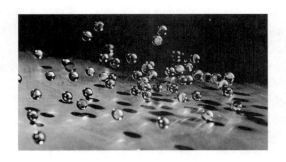

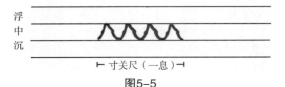

图5-5

二、全面接触

（1）滑脉往来流利，**如盘走珠**，应指圆滑，往来之间有一种回旋前进的感觉。

（2）与相类似脉的鉴别：不要将滑脉与数脉相混淆，数脉的体察唯有看一息几至。

（3）临床意义：主饮、食滞、实热诸证，但有时阳气虚衰也可见。

寸部见滑脉主痰饮停聚胸膈，因肺宣降失常，痰浊内盛而致咳喘、呕吐痰涎；痰饮阻滞心窍，心开窍于舌，可见舌体强硬，言语謇涩不利；痰饮停于胃，胃失和降，则见呕吐酸水。关部见滑脉，主中焦病变，可见宿食停滞（即食滞），肝脾内热。尺部滑脉多主下焦病变，即消谷善饥，多饮多尿的消渴；发热、腹痛、里急后重、大便脓血的痢疾；阴囊坠胀疼痛的癫疝；湿热蕴藉膀胱，小便不利的淋证。

（4）正常滑脉：滑而和缓为平人之常脉，多见于青壮年。妇人脉滑且停经，应考虑妊娠，过于滑大则为有病。

三、再 三 回 味

『体状相类诗』滑脉如珠替替然，往来流利却还前。莫将滑数为同类，数脉唯看至数间。

『主病诗』滑脉为阳元气衰，痰生百病食生灾。上为吐逆下蓄血，女脉调时定有胎。寸滑膈痰生呕吐，吞酸舌强或咳嗽。当关宿食肝脾热，渴痢癫（tuí）淋看尺部。

四、深 入 心 扉

滑脉，如盘走珠，往来流利，应指圆滑，多主饮、食滞、实热诸证。

第6节　涩　脉

一、第 一 印 象

涩脉的脉象细而迟缓，往来艰难，脉体短而散漫，偶见歇止，错综不均匀，有如轻刀刮竹，艰涩不畅；又如雨沾沙，稍按即散；还如得病的蚕进食桑叶，缓慢而艰难（如图5-6）。

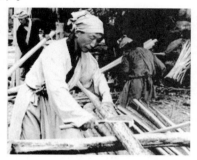

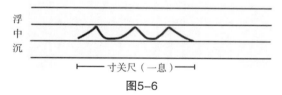

图5-6

二、全 面 接 触

（1）涩脉形细而行迟，往来艰涩不畅，脉律与脉力不匀，应指如轻刀刮竹。

（2）与相类似脉的鉴别：微脉如禾芒一样极其微软，无论是浮取，还是沉取，都似有似无，按之欲绝。

（3）临床意义：主伤精、血少、痰食内停、气滞血瘀等证。

寸部见涩脉可主心气血亏虚不畅而见胸痛。关部见涩脉可主胃气虚弱，或肝失疏泄导致的胸胁胀痛。尺部见涩脉多为精血两伤之证候，症见大便秘结，小便淋沥，甚者便血。

三、再 三 回 味

『体状诗』细迟短涩往来难，散止依稀应指间。如雨沾沙容易散，病蚕食叶慢而艰。

『相类诗』参伍不调名曰涩，轻刀刮竹短而难。微似秒芒微莫甚，浮沉不别有无间。

『主病诗』涩缘血少或伤精，反胃亡阳汗雨淋。寒湿入营为血痹，女人非孕即无经。寸涩心虚痛对胸，胃虚胁胀察关中。尺为精血俱伤候，肠结溲淋或下红。

四、深 入 心 扉

涩脉，如轻刀刮竹，形细行迟，往来艰涩，多主精血少、痰食内停、气滞血瘀。

第7节　虚　　脉

一、第 一 印 象

虚脉的脉象是来势迟缓，脉体宽大但触之无力，隐隐搏动于指下，按之豁然空虚，像无边无际的空旷山谷一般（如图5-7）。

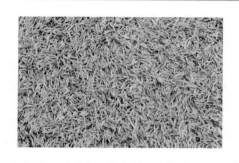

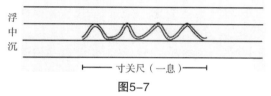

图5-7

二、全面接触

（1）虚脉举之无力，按之空豁，应指松软，虚如谷壳，是一切无力脉的总称。

（2）与相类似脉的鉴别：芤脉脉象浮大，如同葱触边实而中空。

（3）临床意义：主虚证，多见气血两虚。

寸部虚脉可见于阴血不足，血不养心。关部见虚脉，可因中气不足，脾胃虚损，饮食难以消化。两尺部虚脉主因为精血损伤的骨蒸潮热，或痿痹。

三、再 三 回 味

『体状相类诗』举之迟大按之松，脉状无涯类谷空。莫把芤虚为一例，芤来浮大似慈葱。

『主病诗』脉虚身热为伤暑，自汗怔忡惊悸多。发热阴虚须早治，养营益气莫蹉跎。血不荣心寸口虚，关中腹胀食难舒。骨蒸痿痹伤精血，却在神门两部居。

四、深 入 心 扉

虚脉，虚如谷壳，举之无力，按之空豁，应指松软，主虚证，多见气血两虚。

第8节 实 脉

一、第 一 印 象

实脉，浮沉皆得，脉大而长微弦，应指然，坚实貌（如图5-8）。

二、全 面 接 触

（1）实脉是指脉来充盛有力，其势来盛去亦盛，应指幅幅，举按皆然，如谷满仓。

（2）与相类似脉的鉴别：紧脉则如牵绳转索，左右弹指。牢脉实大弦长，也有与实脉相似之处，但必须沉取推筋着骨始得，不像实脉无论沉取或浮取都坚实有力。

（3）临床意义：为一切有力脉的总称，主实证。

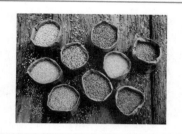

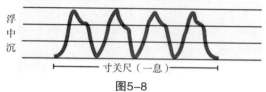

图5-8

寸部实脉主头面部风热，见肺热之咽喉肿痛，火热扰心之舌体僵硬、言语不利或气结于胸。关部实脉可主脾胃蕴热，脘腹胀满。尺部实脉主下焦病变，临床可见腰部疼痛、大肠积滞腹痛、便秘等。

（4）正常实脉：实脉见于正常人，必兼和缓之象。有的人两手六部脉均实大，但无病候，称为六阳脉，亦属于正常生理现象。

三、再 三 回 味

『**体状诗**』浮沉皆得大而长，应指无虚愊（bì）愊强。热蕴三焦成壮火，通肠发汗始安康。

『**相类诗**』实脉浮沉有力强，紧如弹索转无常。须知牢脉帮筋骨，实大微弦更带长。

『**主病诗**』实脉为阳火郁成，发狂谵语吐频频。或为阳毒或伤食，大便不通或气疼。寸实应知面热风，咽疼舌强气填胸。当关脾热中宫满，尺实腰肠痛不通。

四、深 入 心 扉

实脉，如谷满仓，脉来去充盛有力，应指幅幅，举按皆然，主实证。

第9节 长 脉

一、第 一 印 象

长脉，不小不大，迢迢自若，如循长竿末梢为平；如引绳，如循长竿，为病。长有三部之长，一部之长，在时为春，在人为肝；心脉长，神强气壮；肾脉长，蒂固根深（如图5-9）。

二、全 面 接 触

（1）长脉是指脉动应指的范围超过寸、关、尺三部，脉体较长，如循长竿。向前超逾寸部至鱼际者称为溢脉，向后超逾尺部者又称履脉。

（2）与相类似脉的鉴别：弦脉与长脉不同，其脉紧张如按琴弦，缺乏柔和之象，且长脉脉体比弦脉更长。长脉若缺乏柔和之象，反见牵绳般紧张，则为反常的病脉。

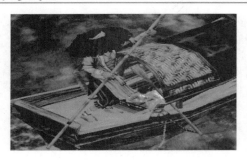

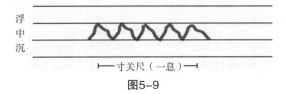

浮
中
沉

├── 寸关尺（一息）──┤

图5-9

（3）临床意义：主阳证、实证、热证。

（4）正常长脉：正常人见长而柔和之脉，为强壮之象征。老年人两尺脉长而滑实多长寿。

三、再 三 回 味

『**体状相类诗**』过于本位脉名长，弦则非然但满张，弦脉与长争较远，良工尺度自能量。

『**主病诗**』长脉迢迢大小匀，反常为病似牵绳。若非阳毒癫痫病，即是阳明热势深。

四、深入心扉

长脉，如循长竿，脉体较长，脉动应指超过寸、关、尺三部，主阳证、实证、热证。

第10节 短 脉

一、第一印象

短脉，不及本位，应指而回，不能满部（如图5-10）。

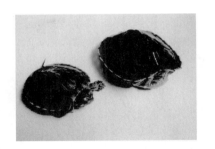

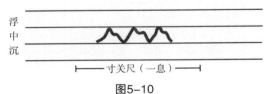

图5-10

二、全面接触

（1）短脉是指脉动应指范围不足本部，只出现在寸部或关部，两头缩缩，尺部常不显。

（2）临床意义：主气病。短而有力为气郁，无力为气损。

酒为纯谷之液，过量饮酒，湿热内生，气实血涌，故脉来短促而见滑数。短脉兼见浮脉为血少而涩，血少不能敛阳则见浮脉；若短脉兼沉则为胸腹痞满，因气血阻滞故见脉沉。

寸部见短脉主上焦头痛，尺部见短脉主下焦腹痛。

（3）正常短脉：秋季见脉短涩而浮属正常脉象；春季气血运行渐盛而应见长脉、弦脉，现反而见短脉，则可为邪犯于内的病脉。

三、再 三 回 味

『体状相类诗』两头缩缩名为短，涩短迟迟细且难。短涩而浮秋喜见，三春为贼有邪干。

『主病诗』短脉惟于尺寸寻，短而滑数酒伤神。浮为血涩沉为痞，寸主头疼尺腹疼。

四、深 入 心 扉

短脉，两头缩缩，脉体较短，脉动应指不足本部，主气病。

第11节 洪 脉

一、第一印象

洪脉的形体在指下的感觉是极其粗大的，它的搏动，不仅来的时候显得势极充盛，去的时候也是缓缓减弱，要在较长的时间内才能消逝（如图5-11）。

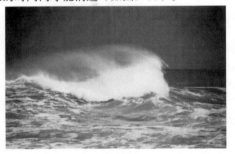

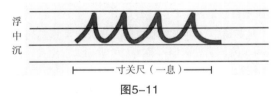

图5-11

二、全面接触

（1）洪脉是指脉形宽大，来盛去衰，来大去长，应指

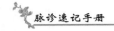

浮大而有力，滔滔满指，呈波涛汹涌之势。

（2）临床意义：主热甚。

左寸脉见洪脉，乃心火上炎，上焦有热，常见咽喉痛，口疮痈肿。肺病反见洪脉，为肺热极盛，金肺被火克，病势转重，见咳嗽气喘，胸痛咯血。在关部诊到洪脉，见于肝火亢盛，脾胃津伤之病。尺部见洪脉，可主肾阴不足，阴不制阳的阴虚火旺之证。

（3）正常洪脉：夏令阳气亢盛，脉象稍现洪大，属生理性脉象。若在其他季节触及洪脉，可能是阳气闭郁于内的火热证，故应即刻采用辛凉清解，升阳散火之法。

三、再 三 回 味

『**体状诗**』脉来洪盛去还衰，满指滔滔应夏时。若在春秋冬月分，升阳散火莫狐疑。

『**相类诗**』洪脉来时拍拍然，去衰来盛似波澜。欲知实脉参差处，举按弦长愊愊坚。

『**主病诗**』脉洪阳盛血应虚，相火炎炎热病居。胀满胃翻须早治，阴虚泻痢可踌躇。寸洪心火上焦炎，肺脉洪时金不堪。肝火胃虚关内察，肾虚阴火尺中看。

四、深 入 心 扉

洪脉，来盛去衰，脉来宽大，脉去体长，应指有力，滔滔满指，主热甚。

第12节 微 脉

一、第 一 印 象

　　微脉的脉象按之极其细软，似有似无，仿佛将要断绝，但仔细体察是细而稍长，连续不绝（如图5-12）。

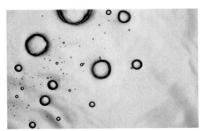

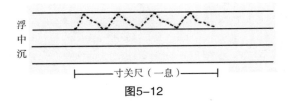

图5-12

二、全 面 接 触

　　（1）微脉极细极软，按之欲绝，若有若无，如水上浮油。

（2）与相类似脉的鉴别：微脉主阳气虚弱，细脉多主阴血不足。细脉较微脉略显粗大。

（3）临床意义：多为阴阳气血虚甚，鼓动无力所致。男子见微脉多主各种虚劳。女子见微脉，多主崩中、带下等妇科疾病。

寸部见微脉，多主肺气虚损的气喘，或心气亏虚的惊悸。关部见微脉可主脾虚脘腹胀满，但其多见腹胀时消。尺部微脉可主精血不足或虚寒内生以及下焦消渴，症见多尿。

三、再 三 回 味

『体状相类诗』微脉轻微瀎（piē）瀎乎，按之欲绝有如无。微为阳弱细阴弱，细比于微略较粗。

『主病诗』气血微兮脉亦微，恶寒发热汗淋漓。男为劳极诸虚候，女作崩中带下医。寸微气促或心惊。关脉微时胀满形。尺部见之精血弱，恶寒消瘅痛呻吟。

四、深 入 心 扉

微脉，极细极软，按之欲绝，若有若无，如水上浮油，主阴阳气血虚甚。

第13节 紧 脉

一、第 一 印 象

紧脉的脉象来去皆紧张有力，指下触之如转动的绳索左右无常位，又如触及在连接竹筏的绳索上，绷急而有力

（如图5-13）。

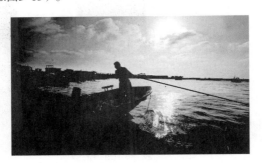

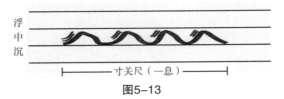

图5-13

二、全　面　接　触

（1）紧脉是指脉形紧急，**如牵绳转索**，或按之左右弹指。

（2）临床意义：多见于风寒搏结的实寒症，痛症和宿食内阻等。

浮脉兼紧脉主表寒证，治宜辛温发散解表。沉脉兼紧

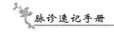

脉主里寒证，治宜用温热药祛散里寒。

寸部紧脉分左右手，左寸为"人迎"，右寸为"气口"。"人迎"部紧脉而有力，为寒邪伤人；"气口"部脉紧而有力，多是饮食所伤。关部紧脉主中焦寒证，可见脘腹冷痛。尺部见紧脉主下焦阴寒所致的病证，如奔豚、疝痛等病证。

三、再 三 回 味

『体状诗』举如转索切如绳，脉象因之得紧名。总是寒邪来作寇，内为腹痛外身疼。

『相类诗』见弦、实。

『主病诗』紧为诸痛主于寒，喘咳风痫吐冷痰。浮紧表寒须发越，紧沉温散自然安。寸紧人迎气口分，当关心腹痛沉沉。尺中有紧为阴冷，定是奔豚与疝疼。

四、深 入 心 扉

紧脉，脉形紧张，绷急有力，如牵绳转索，主实寒症、痛症、宿食内阻等。

第14节 缓 脉

一、第 一 印 象

缓脉的脉象来去稍快于迟脉，一次呼吸之间脉跳达四次，犹如触及在织布机上没有拉紧的经线一样，应指柔和舒缓，往来节律均匀，也像春风轻柔吹动杨柳，又像微风轻拂柳梢（如图5-14）。

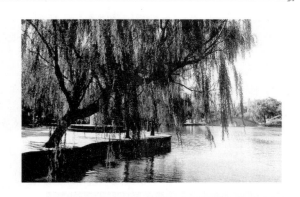

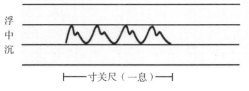

浮
中
沉

├──寸关尺（一息）──┤

图5-14

二、全 面 接 触

　　（1）缓脉有两种意义；一是脉来和缓，一息四至（每分钟60～70次），可见于正常人。亦称为平缓脉，是脉有胃气的一种表现。二是脉势纵缓，缓怠无力，<mark>如微风拂柳</mark>。

（2）临床意义：多由脾虚或为湿邪困阻所致。病在上，见缓脉，可见颈项强直；病在下，见缓脉，可见肢体痿软，甚或不用。诊察缓脉时，还应结合脉象的浮沉大小，以进一步分清病证的表里虚实。

寸部见缓脉主伤风，因外感风邪而致颈项脊背拘急不利。关部见缓脉主肝风内动引发的眩晕或脾胃虚弱。尺部见缓脉可主脾肾阳虚的泄泻或风动内燥、大肠津枯引起的便秘，也可见于肝肾不足的足膝酸软，行走不利。

三、再 三 回 味

『体状诗』缓脉阿阿四至通，柳梢袅袅飐轻风。欲从脉里求神气，只在从容和缓中。

『相类诗』见"迟脉"。

『主病诗』缓脉营衰卫有余，或风或湿或脾虚。上为项强下痿痹，分别浮沉大小区。寸缓风邪项背拘，关为风眩胃家虚。神门濡泄或风秘，或者蹒跚足力迂。

四、深 入 心 扉

缓脉，脉来和缓，如微风拂柳，多主脾虚或湿邪困阻。

第15节 芤　　脉

一、第 一 印 象

芤脉的脉象为浮大而软，用手指按下去的感觉为中央空虚而两边充实（如图5-15）。

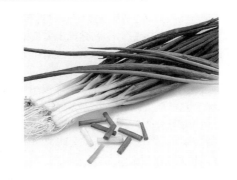

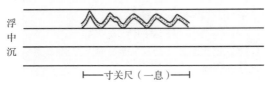

图5-15

二、全 面 接 触

（1）芤脉是指浮大中空，**如按葱管**，应指浮大而软，按之上下或两边实而中间空。

（2）临床意义：多因突然失血过多，血量骤然减少，营血不足，无以充脉；或津液大伤，血液不得充养，阴血不能维系阳气，阳气浮散所致。在血崩、大咯血、外伤性

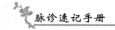

大出血或严重吐泻时均可出现。

芤脉见于寸部主胸有瘀血。芤脉见于关部主胃痛、肠痛。尺部见芤脉多见下部出血，如血淋、痢疾下脓血、崩漏等。

三、再 三 回 味

『**体状诗**』芤形浮大软如葱，边实需知内已空。火犯阳经血上溢，热侵阴络下流红。

『**相类诗**』中空旁实乃为芤，浮大而迟虚脉呼。芤更带弦名曰革，芤为失血革血虚。

『**主病诗**』寸芤积血在于胸，关里逢芤肠胃痛。尺部见之多下血，赤淋红痢漏崩中。

四、深 入 心 扉

芤脉，浮大而软，两边实而中间空，如按葱管，多主失血过多、津液大伤。

第16节 弦 脉

一、第 一 印 象

弦脉的脉象按上去挺然指下，固定不移，就像按在琴瑟弦上一样（如图5-16）。

二、全 面 接 触

（1）弦脉是指端直以长，如按琴弦。

（2）临床意义：主肝胆病，诸痛症，痰饮等。

弦脉见于寸部，主头痛，膈中多痰；见于左关部，主寒热往来、癥瘕；见于右关部，主胃寒，心腹疼痛；见于尺部，主阴疝，脚拘挛。

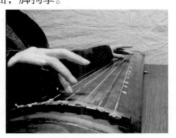

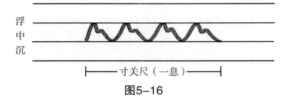

图5-16

（3）正常弦脉：春令平人脉象微弦。健康人中年后，脉多兼弦，老年人脉象多弦硬。

三 、 再 三 回 味

『体状诗』弦脉迢迢端直长，肝经木王土应伤。怒气满胸常欲叫，翳蒙瞳子泪淋浪。

『相类诗』弦来端直似丝弦，紧则如绳左右弹。紧言其力弦言象，牢脉弦长沉伏间。

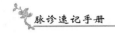

『**主病诗**』弦应东方肝胆经，饮痰寒热疟缠身。浮沉迟数需分别，大小单双有重轻。寸弦头痛膈多痰，寒热癥瘕察左关。关右胃寒心腹痛，尺中阴疝脚拘挛。

四、深入心扉

弦脉，端直以长，<mark>如按琴弦</mark>，多肝胆病，诸痛症，痰饮等。

第17节　革　脉

一、第一印象

革脉，弦而芤，如按鼓皮（如图5-17）。

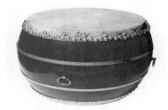

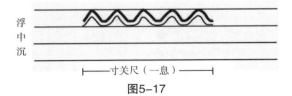

图5-17

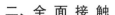

二、全 面 接 触

（1）革脉浮，搏指弦，中空外坚，**如按鼓皮**，切脉时手指感觉有一定的紧张度。脉形如弦，按之中空，与芤脉浮虚而软又有不同。

（2）临床意义：是精气不藏，正气不固，气无所恋而浮越于外的表现，多见于亡血、失精、半产、漏下等病症。

三、再 三 回 味

『**体状主病诗**』革脉形如按鼓皮，芤弦相合脉寒虚。女人半产并崩漏，男子营虚或梦遗。

『**相类诗**』见芤脉、牢脉。

四、深 入 心 扉

革脉，脉浮，应指弦，中空外坚，**如按鼓皮**，多见于亡血、失精、半产、漏下等病症。

第18节 牢 脉

一、第 一 印 象

牢脉的脉象似沉似浮，实大而长，微有弦象（如图5-18）。

二、全 面 接 触

（1）牢脉是指脉形沉而实大弦长，轻取中取均不应，沉取始得，坚着不移，亦称沉弦实脉。

（2）与相类似脉的鉴别：革脉与牢脉不同，革脉为芤弦相兼而有浮象，革脉主虚，牢脉主实，应详加分辨。

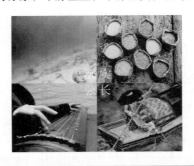

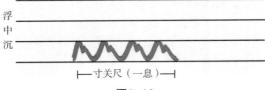

图5-18

（3）临床意义：由阴寒内积，阳气沉潜所致，多见于阴寒内盛，疝气癥瘕之实证。

三、再 三 回 味

『**体状相类诗**』弦长实大脉牢坚，牢位常居沉伏间。革脉芤弦自浮起，革虚牢实要详看。

『**主病诗**』寒则牢坚里有余，腹心寒痛木乘脾。疝癥瘕何愁也，失血阴虚却忌之。

四、深入心扉

牢脉，脉沉，实大弦长，多见于阴寒内盛，疝气癥瘕实证。

第19节 濡 脉

一、第一印象

濡脉脉象极软而浮细，就像帛在水中一样，用手轻摸有感觉，稍一用力则无（如图5–19）。

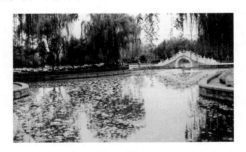

图5–19

二、全 面 接 触

（1）濡脉是指浮而细软，应指少力，如絮浮水，轻手相得，重按不显，又称软脉。

（2）与相类似脉的鉴别：浮而柔细的脉为濡脉；沉细而柔的脉为弱脉；微脉是浮而微弱，脉来如绝；细脉为沉而细小近似于微脉。

（3）临床意义：主诸虚或湿困。

寸部见濡脉，主阳气亏虚，自汗；关部见濡脉，主气虚；尺部见濡脉，为精伤血亏，阴寒内盛，温补阳气，填补阴精可使重病好转。

三、再 三 回 味

『**体状诗**』濡形浮细按须轻，水面浮绵力不禁。病后产中犹有药，平人若见是无根。

『**相类诗**』浮而柔细知为濡，沉细诸柔作弱持。微则浮微如欲绝，细来沉细近于微。

『**主病诗**』濡为亡血阴虚病，髓海丹田暗已亏。汗雨夜来蒸入骨，血山崩倒湿侵脾。寸濡阳微自汗多，关中其奈气虚何。尺伤精血虚寒甚，温补真阴可起疴。

四、深 入 心 扉

濡脉，浮而细软，应指少力，如絮浮水，主诸虚或湿困。

第20节 弱 脉

一、第 一 印 象

弱脉脉象极软而沉细，用力压方可触及，举手轻取则无（如图5-20）。

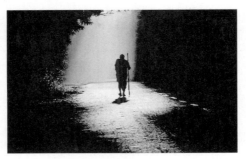

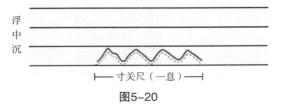

图5-20

二、全 面 接 触

（1）弱脉是指极软而沉细的脉，**弱如老翁**。切脉时沉

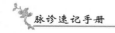

取方得，细而无力。

（2）临床意义：主阳气虚衰或气血俱衰。

弱脉见于寸部，主阳虚之病，见于关部，主胃弱与脾虚；如果要诊断阳陷阴虚之病，必须在尺部推寻诊察。

三、再 三 回 味

『体状诗』弱来无力按之柔，柔细而沉不见浮。阳陷入阴精血弱，白头犹可少年愁。

『相类诗』见"濡脉"。

『主病诗』弱脉阴虚阳气衰，恶寒发热骨筋痿。多惊多汗精神减，益气调营急早医。寸弱阳虚病可知，关为胃弱与脾衰。欲求阳陷阴虚病，需把神门两部推。

四、深 入 心 扉

弱脉，极软而沉细，**弱如老翁**，主阳气虚衰或气血俱衰。

第21节　散　　脉

一、第 一 印 象

散脉脉跳不规则，不整齐，至数没有规律，有时来势较猛去势较缓，有时却来势较缓而去势较盛，就像杨花飘浮在空中那样散漫无踪（如图5-21）。

二、全 面 接 触

（1）散脉是指浮大无根，应指散漫，按之消失，伴节律不齐或脉力不匀，**散似杨花**。

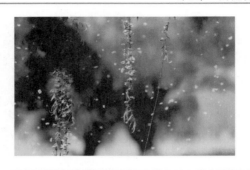

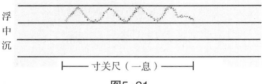

浮
中
沉

├── 寸关尺（一息）──┤

图5-21

（2）与相类似脉的鉴别：濡脉浮而细软，似漂浮在水中的棉絮一样。浮而迟大，按之无力的为虚脉。浮而中空，周边充实的为芤脉。

（3）临床意义：为元气耗散，脏腑精气欲绝，病情危重的征象。

散脉见于左寸，主怔忡；见于右寸，则为汗证；散脉见于左关，主溢饮；见于右关，主足踝部肿胀；散脉见于两尺部，则主脏气将绝，生命垂危之证。

三、再 三 回 味

『体状诗』散似杨花散漫飞，去来无定至难齐。产为生兆胎为堕，久病逢之不必医。

『相类诗』散脉无拘散漫然，濡来浮细水中绵。浮而迟大为虚脉，芤脉中空有两边。

『主病诗』左寸怔忡右寸汗，溢饮左关应软散。右关软散胻（héng）胕（fú）肿，散居两尺魂应断。

四、深 入 心 扉

散脉，浮大无根，应指散漫，按之消失，散似杨花，主元气耗散，脏腑精气欲绝，病情危重。

第22节 细 脉

一、第 一 印 象

细脉脉体较微脉稍大，细直而且柔软无力，就像丝线那样虽细但应指明显（如图5-22）。

二、全 面 接 触

（1）细脉是指细如丝线，应指明显，切脉指感为脉道狭小，细直而软，按之不绝。

（2）临床意义：主气血两虚，诸虚劳损；又主伤寒、痛甚及湿邪为病。

细脉见于寸部，主呕吐频作之病；细脉见于关上，主脾胃虚弱，腹胀；细脉见于尺部，主丹田虚冷，真阳不足，泻痢遗精，脱阴等。

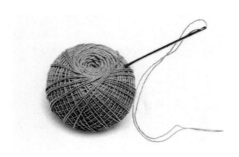

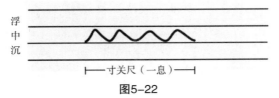

浮
中
沉

|—— 寸关尺（一息）——|

图5-22

三、再 三 回 味

『体状诗』细来累累细如丝，应指沉沉无绝期。春夏少年俱不利，秋冬老弱却相宜。

『相类诗』见微脉、濡脉。

『主病诗』细脉萦萦血气衰，诸虚劳损七情乖。若非湿气侵腰肾，即是伤精汗泄来。寸细应知呕吐频，入关腹胀胃虚形。尺逢定是丹田冷，泻痢遗精号脱阴。

四、深 入 心 扉

细脉，脉道狭小，细直而软，按之不绝，细如丝线，主气血两虚、诸虚劳损，又主伤寒、痛甚及湿邪。

第23节　伏　　脉

一、第 一 印 象

伏脉是脉在筋膜下搏动，如散落水底的石头，需用心体察（如图5-23）。

图5-23

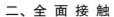

二、全面接触

（1）伏为深沉与伏匿之象，脉动部位比沉脉更深，需重按着骨始可应指，甚至伏而不现。

（2）临床意义：多因邪气内伏，脉气不得宣通所致。常见于邪闭、厥病和痛极的病人。

伏脉见寸部，主食郁胸中，症见想吐而吐不出，昏沉难受；见于关上，主腹痛身体困重；见于尺部，主疝痛剧烈。

三、再 三 回 味

『**体状诗**』伏脉推筋着骨寻，指间裁动隐然深。伤寒欲汗阳将解，厥逆脐疼证属阴。

『**相类诗**』见沉脉。

『**主病诗**』伏为霍乱吐频频，腹痛多缘宿食停。蓄饮老痰成积聚，散寒温里莫因循。食郁胸中双寸伏，欲吐不吐常兀兀。当关腹痛困沉沉，关后疝疼还破腹。

四、深 入 心 扉

伏脉，脉位深沉，需重按着骨始可应指，甚至伏而不现，多见邪闭、厥病和痛极病人。

第24节　动　　脉

一、第 一 印 象

动脉虽数，但仅见于关部上下，脉位虽短但应指明显，摇动不休（如图5–24）。

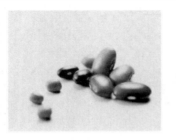

浮
中
沉

├─寸关尺（一息）─┤

图5-24

二、全 面 接 触

（1）动脉形短如豆，多见于关部，具有滑、数、短三种脉象的特征。动脉出现的原因为阴阳两气相搏结，虚者则摇动不已，胜者则安静。

（2）临床意义：多见于惊恐、疼痛之症。

三、再 三 回 味

『**体状诗**』动脉摇摇数在关，无头无尾豆形团。其原本是阴阳搏，虚者摇兮胜者安。

『**主病诗**』动脉专司痛与惊，汗因阳动热因阴。或为泻痢拘挛病，男子亡精女子崩。

四、深入心扉

动脉，多见关部，脉兼滑数短，形短如豆，多见于惊恐、疼痛之症。

第25节 促 脉

一、第 一 印 象

促脉的脉象为往来急数，时有停止，随即又恢复跳动，就像腿脚不麻利之人快步疾行一样，快慢不一（如图5-25）。

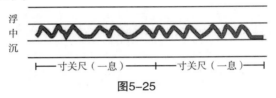

浮
中
沉

├──寸关尺（一息）──┼──寸关尺（一息）──┤

图5-25

二、全 面 接 触

（1）促脉是指脉率较速或快慢不定，间有不规则的歇止，即脉来较促，时有中止，止无定数。

（2）临床意义：主阳盛实热或邪（气、血、痰、饮、食）实阻滞之证。

三、再 三 回 味

『体状诗』促脉数而时一止，此为阳极欲亡阴。三焦郁火炎炎盛，进必无生退可生。

『**相类诗**』见"代脉"。

『**主病诗**』促脉唯将火病医，其因有五细推之。时时喘咳皆痰积，或发狂斑与毒疽。

四、深入心扉

促脉，脉来较促，时有中止，止无定数，主阳盛实热或邪实阻滞。

第26节 结 脉

一、第 一 印 象

结脉的脉象为往来缓慢，时有一止，又复跳动（如图5-26）。

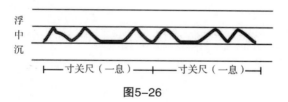

图5-26

二、全 面 接 触

（1）结脉是指脉率比较缓慢而有不规则的歇止，即脉来缓慢，时有中止，止无定数。

（2）临床意义：主阴盛气结。

三、再 三 回 味

『**体状诗**』结脉缓而时一止，独阴偏盛欲亡阳。浮为气滞沉为积，汗下分明在主张。

『**相类诗**』见"代脉"。

『**主病诗**』结脉皆因气血凝，老痰结滞苦沉吟。内生积聚外痈肿，疝瘕为殃病属阴。

四、深 入 心 扉

结脉，脉来缓慢，时有中止，止无定数，主阴盛气结。

第27节 代 脉

一、第 一 印 象

代脉的脉象为脉动而中有歇止，不能自行恢复，下一次搏动又出现（如图5-27）。

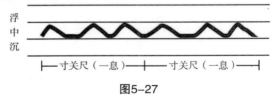

图5-27

二、全 面 接 触

（1）代脉一般指有规律的歇止脉，可伴有形态的变化，即缓而时止，止有定数。

（2）临床意义：一般主脏气衰微。

三、再 三 回 味

『体状诗』动而中止不能还，复动因而作代看。病者得之犹可疗，平人却与寿相关。

『相类诗』数而时至名为促，缓止须将结脉呼。止不能回方是代，结生代死自殊途。

『主病诗』代脉元因脏气衰，腹痛泻痢下元亏。或为吐泻中宫病，女子怀胎三月兮。

四、深 入 心 扉

代脉，缓而时止，止有定数，多主脏气衰微。

第28节　相类脉比较

在常见脉象中有些脉有相似之处，容易混淆，必须加以鉴别，下面从位、数（脉率）、形、势、律五个方面作鉴别：

1. 脉位比较（见表5-1）

表5-1　脉 位 比 较

脉象	脉　　位	脉象	脉　　位
平脉	脉位居中，不浮不沉	革脉	浮弦中空，如按鼓皮
浮脉	脉位浅显，轻按即得	散脉	浮而散乱，按之无力
芤脉	浮大中空，有边中无	沉脉	脉位深沉，重按始得

续表

脉象	脉　位	脉象	脉　位
虚脉	浮大无力，不任重按	伏脉	更深于沉、紧贴于骨
濡脉	浮软细小	牢脉	沉而弦长实大
洪脉	浮大有力	弱脉	沉而软小

2．脉率比较（见表5-2）

表5-2　脉　率　比　较

脉象	脉　率	脉象	脉　率
平脉	一息四至，闰以五至	动脉	滑数而短
数脉	一息五至以上	迟脉	一息三至
疾脉	一息七至	缓脉	一息四至，稍快于迟
促脉	数而时止		

3．脉形比较

脉形包括脉道粗细、脉形长短、脉象流利度和脉管的紧张性。

（1）洪脉与大脉、实脉（见表5-3）。

表5-3　洪脉与大脉、实脉

脉象	脉　形
洪脉	浮大有力，来盛去衰，如波涛拍岸之势
大脉	脉宽倍于寻常
实脉	脉长大有力，浮沉皆然

（2）芤脉与革脉（见表5-4）。

表5-4　芤脉与革脉

脉象	脉　形
芤脉	浮大中空，如按葱管
革脉	浮大搏指，弦急中空，如按鼓皮

（3）细脉与濡、弱、微脉（见表5-5）。

表5-5　细脉与濡脉、弱脉、微脉

脉象	脉　形
细脉	脉细如线，应指显然
濡脉	浮细而软，轻取即得
弱脉	极沉细而软，重按乃得
微脉	细极软，似有若无

（4）长脉与弦脉、牢脉、洪脉、实脉（见表5-6）

表5-6　长脉与弦脉、牢脉、洪脉、实脉

脉象	脉　形
长脉	脉动应指超逾三部
弦脉	端直以长，如按琴弦
牢脉	长而沉实
洪脉	长而来盛去衰
实脉	脉长而大，举按有力

（5）短脉与动脉（见表5-7）

表5-7　短脉与动脉

脉象	脉　形
短脉	脉动应指不及三部
动脉	短而滑数

4．脉势类比较

（1）脉势无力。脉来无力，按之无根或脉势空虚为虚脉。广义虚脉包括濡脉、弱脉、微脉、缓脉、虚脉、散脉、芤脉、革脉等脉（见表5-8）。

表5-8　脉势无力

脉象	脉势
濡脉、弱脉、微脉、缓脉等脉	脉势弛缓而无力
虚脉、散脉、芤脉、革脉等脉	浮大无根或中空，脉势空虚

（2）脉势有力。脉来三部举按均有力，脉势实满为实脉。广义实脉包括洪脉、长脉、实脉、弦脉、紧脉、牢脉（见表5-9）。

表5-9　脉势有力

脉象	脉势
实脉	长大有力，浮沉皆然，来去俱盛
洪脉	浮大有力，来盛去衰
长脉	超逾三部，而脉力逊于洪、实
弦脉	端直以长，应指有紧张感，但脉宽、脉力皆不及洪、实

（3）脉势流利。脉势往来流利为滑脉、数脉、动脉（见表5-10）。

表5-10 脉 势 流 利

脉象	脉 势
数脉	频率快，一息五至以上
滑脉	往来流利圆滑，如珠走盘
动脉	短而滑数，厥厥动摇

5. 脉律比较

脉象节律异常如促脉、结脉、代脉、涩脉、散脉（见表5-11）。

表5-11 脉 律 比 较

脉象	脉 律
促脉	数而时止，止无定时
结脉	缓而时一止而复来，止无定数
代脉	缓而时止，止有定数
涩脉	脉律不齐，似止非止，往来艰涩，形态不匀
散脉	脉律不齐，浮散无根

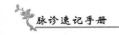

第29节 相 兼 脉

凡是由两种或两种以上的单因素脉同时出现，复合构成的脉象即称为"相兼脉"或"复合脉"。

相兼脉的主病往往是各个脉所主病的总和，现将临床常见的相兼脉及其主病列举如下（见表5-12）。

表5-12 相 兼 脉

相兼脉	主 治 病 证
浮紧脉	主外感寒邪之表寒证，或风寒痹病疼痛
浮缓脉	主风邪伤卫，营卫不和的太阳中风证
浮数脉	主风热袭表的表热证
浮滑脉	主表证挟痰，常见于素体多痰湿而又感受外邪者
沉迟脉	主里寒证
沉弦脉	主肝郁气滞，或水饮内停
沉涩脉	主血瘀，尤常见于阳虚而寒凝血瘀者
沉缓脉	主脾肾阳虚，水湿停留诸证
沉细数脉	主阴虚内热或血虚
弦紧脉	主寒主痛，常见于寒滞肝脉，或肝郁气滞，两胁作痛等病证

续表

相兼脉	主 治 病 证
弦数脉	主肝郁化火或肝胆湿热、肝阳上亢
弦滑数脉	多见于肝火挟痰，肝胆湿热或肝阳上扰，痰火内蕴等证
弦细脉	主肝肾阴虚或血虚肝郁，或肝郁脾虚等证
滑数脉	主痰热、湿热或食积内热
洪数脉	主气分热盛，多见于外感热病

第30节 真 脏 脉

真脏脉是在疾病危重期出现的脉象，真脏脉的特点是无胃、无神、无根。为病邪深重，元气衰竭，胃气已败的征象，又称"败脉""绝脉""死脉""怪脉"。

根据真脏脉的主要形态特征，大致可以分成三类：

1. 无胃之脉

无胃的脉象以无冲和之意，应指坚搏为主要特征。脉来弦急，如循刀刃称偃刀脉；脉动短小而坚搏，如循薏苡子为转豆脉；急促而坚硬如弹石称弹石脉。临床提示邪盛正衰，胃气不能相从，心、肝、肾等脏气独现，是病情重危的征兆之一。

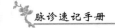

2. 无根之脉

无根之脉以虚大无根或微弱不应指为主要特征。如浮数之极，至数不清。如釜中沸水，浮泛无根，称釜沸脉，为三阳热极，阴液枯渴之候。脉在皮肤，头定而尾摇，似有似无，如鱼在水中游动，称鱼翔脉。脉在皮肤，如虾游水，时而跃然而去，须臾又来，伴有急促躁动之象称虾游脉，均为三阴寒极，亡阳于外，虚阳浮越的征象。

3. 无神之脉

无神之脉以脉率无序，脉形散乱为主要特征。如脉在筋肉间连连数急，三五不调，止而复作，如雀啄食之状称雀啄脉；如屋漏残滴，良久一滴者称屋漏脉；脉来乍疏乍密，如解乱绳状称解索脉。以上脉象主要由脾（胃）、肾阳气衰败所致，提示神气涣散，生命即将告终。

但是，随着医疗技术的不断提高，通过不断研究和临床实践，对真脏脉亦有了新的认识，其中有一部分是由于心脏器质性病变所造成的，但并非一定为无药可救的死证，应仔细观察，尽力救治。

第31节　诊　妇　人　脉

妇人有经、孕、产育等特殊的生理活动，有关这方面的脉诊简要叙述于下。

1. 诊月经脉

妇人左关、尺脉忽洪大于右手，口不苦，身不热，腹

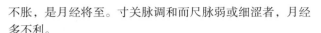

不胀，是月经将至。寸关脉调和而尺脉弱或细涩者，月经多不利。

妇人闭经，尺脉虚细涩者，多为精血亏少的虚闭；尺脉弦涩者，多为气滞血瘀的实闭；脉象弦滑者，多为痰湿阻于胞宫。

2. 诊妊娠脉

已婚妇女平时月经正常，而突然停经，脉来滑数冲和，兼有饮食偏嗜等症状者，是妊娠的表现，即《素问·平人气象论》说："妇人手少阴脉动甚者，妊子也。"指出妊娠脉象特点是少阴脉（神门及尺部）脉动加强，此为血聚养胎，胎气鼓动肾气所致。如果受孕后因母体气血亏损或胎元不固，或经产妇亦可见脉细软，或不滑利，应当引起重视。

凡孕妇之脉沉而涩，多提示精血不足，胎元已受影响；涩而无力是阳气虚衰，胞中死胎或为癥块。

3. 诊临产脉

孕妇即将分娩的脉象特点，唐代名著《诸病源候论》说："孕妇诊其尺脉，急转如切绳转珠者，即产也。"

第32节 诊小儿脉

诊小儿脉与诊成人脉有所不同。小儿寸口部位狭小，难以区分寸、关、尺三部，再则小儿就诊时容易惊哭，惊则气乱，气乱则脉无序，故难以诊察。因此，小儿科诊病注重辨形色、审苗窍。后世医家有一指总候三部的方法，是诊小儿脉的主要方法。

一指总候三部的诊脉法简称"一指定三关"。操作方法是：用左手握住小儿的手，对3岁以下的小儿，可用右手大拇指按于小儿掌后高骨部脉上，不分三部，以定至数为主。亦有用食指直压三关，或用食指挪度脉上而辗转以诊之。对4岁以上的小儿，则以高骨中线为关，以一指向两侧滚转寻察三部；七八岁小儿，则可挪动拇指诊三部；9～15岁，可以次第下指，依寸、关、尺三部诊脉；15岁以上，可按成人三部脉法进行辨析。

小儿脉象一般只诊浮沉、迟数、强弱、缓紧，以辨别阴阳、表里、寒热和邪正盛衰，不详求二十八脉。3岁以下的小儿，一息七八至为平脉；五六岁小儿，一息六至为平脉，七至以上为数脉，四五至为迟脉。数为热，迟为寒，浮数为阳，沉迟为阴。强弱可测虚实，缓紧可测邪正。沉滑为食积，浮滑为风痰。紧主寒，缓主湿，大小不齐多食滞。

第33节　脉诊顺逆和从舍

1. 脉症顺逆

脉症顺逆，是指从脉与症是否相应来判断疾病的顺逆。在一般情况下，脉与症是一致，相应的，但也有时候脉与症不一致，甚至还会出现相反的情况。从判断疾病的顺逆来说，脉症相应者主病顺，不相应者主病逆，逆则主病凶。一般来说，凡有余病证，脉见洪、数、滑、实者，则谓脉证相应，为顺，表示邪实正盛，正气足以抗邪；若反见细、微、弱的脉象者，则为脉证相反，是逆症，说明邪盛正虚，易致邪陷。再如，暴病，脉来浮、洪、数、实者为顺，反映正气充盛能抗邪；久病，脉来沉、微、细、弱者为顺，说明有邪衰正复之机；若新病，脉见沉、细、微、弱者为逆，说明正气已衰；久病，脉见浮、洪、数、实者为逆，则表示正衰而邪不退。

2. 脉症从舍

当脉症不相应，其中必有真假，或为症真脉假，或为症假脉真，所以临证时必须辨明脉症的真假，以决定从舍，或舍脉从症，或舍症从脉。

舍脉从症：在症真脉假的情况下，必须舍脉从症。例如，症见腹胀满，疼痛拒按，大便燥结，舌红、苔黄厚、焦躁，而脉迟细者，则症所反映的是实热内结肠胃，是真；脉所反映的是因热结于里，阻滞血液运行，故出迟细脉，是假象，此时当舍脉从症。

舍症从脉：在症假脉真的情况下，必须舍症从脉。例如，伤寒，热闭于内，症见四肢厥冷，而脉滑数，脉所反映的是真热；症所反映的是由于热邪内伏，格阴于外，出现四肢厥冷是假寒；此时当舍症从脉。

第6章 二十八脉一览表

1．脉位

（1）脉位表浅。浮脉，<u>如水漂木</u>，举之有余，按之不足，多主表证。散脉，浮大无根，应指散漫，按之消失，<u>散似杨花</u>，主元气耗散，脏腑精气欲绝，病情危重。芤脉，浮大而软，两边实而中间空，如按葱管，多主失血过多、津液大伤。

（2）脉位深沉。沉脉，<u>如水沉石</u>，举之不足，按之有余，多主里证。伏脉，脉位深沉，需重按着骨始可应指，甚至伏而不现，多见于邪闭、厥病和痛极病人。牢脉，脉沉，实大弦长，多见于阴寒内盛，疝气癥瘕实证。

2．脉率

（1）脉率缓慢。迟脉，<u>如老牛负重</u>，脉来缓慢，一息三至，多主寒证。缓脉，脉来和缓，<u>如微风拂柳</u>，多主脾虚或湿邪困阻。

（2）脉率疾快。数脉，<u>如疾马奔腾</u>，脉来急促，一息五到六至，多主热证。

3．脉宽度

（1）脉宽。洪脉，<u>来盛去衰</u>，脉来宽大，脉去体长，应指有力，滔滔满指，主热甚。

（2）脉细。细脉，脉道狭小，细直而软，按之不绝，细如丝线，主气血两虚、诸虚劳损，又主伤寒、痛甚及湿邪。

4. 脉长度

（1）脉长。长脉，<u>如循长竿</u>，脉体较长，脉动应指超过寸、关、尺三部，主阳证、实证、热证。

（2）脉短。短脉，<u>两头缩缩</u>，脉体较短，脉动应指不足本部，主气病。

5. 脉力度

（1）脉动无力。虚脉，<u>虚如谷壳</u>，举之无力，按之空豁，应指松软，主虚证，多见气血两虚。弱脉，极软而沉细，<u>弱如老翁</u>，主阳气虚衰或气血俱衰。微脉，极细极软，按之欲绝，若有若无，<u>如水上浮油</u>，主阴阳气血虚甚。

（2）脉动有力。实脉，<u>如谷满仓</u>，脉来去充盛有力，应指幅幅，举按皆然，主实证。

6. 脉流利度

（1）脉来流利。滑脉，<u>如盘走珠</u>，往来流利，应指圆滑，多主饮食滞、实热诸证。动脉，多见关部，脉兼滑数短，<u>形短如豆</u>，多见于惊恐、疼痛。

（2）脉来艰涩。涩脉，<u>如轻刀刮竹</u>，形细行迟，往来艰涩，多主精、血少、痰食内停、气滞血瘀。

7. 脉紧张度

（1）脉形紧张。弦脉，端直以长，<u>如按琴弦</u>，多肝胆病，主痛症，痰饮等。紧脉，脉形紧张，绷急有力，如牵绳转索，主实寒症、痛症、宿食内阻等。革脉，脉浮，应指弦，中空外坚，如按鼓皮，多见于亡血、失精、半产、漏下等病症。

（2）脉形细软。濡脉，浮而细软，应指少力，如絮浮水，主诸虚或湿困。

8. 脉均匀度

（1）促脉，脉来较促，时有中止，止无定数，主阳盛实热或邪实阻滞。

（2）结脉，脉来缓慢，时有中止，止无定数，主阴盛气结。

（3）代脉，缓而时止，止有定数，多主脏气衰微。